I0059015

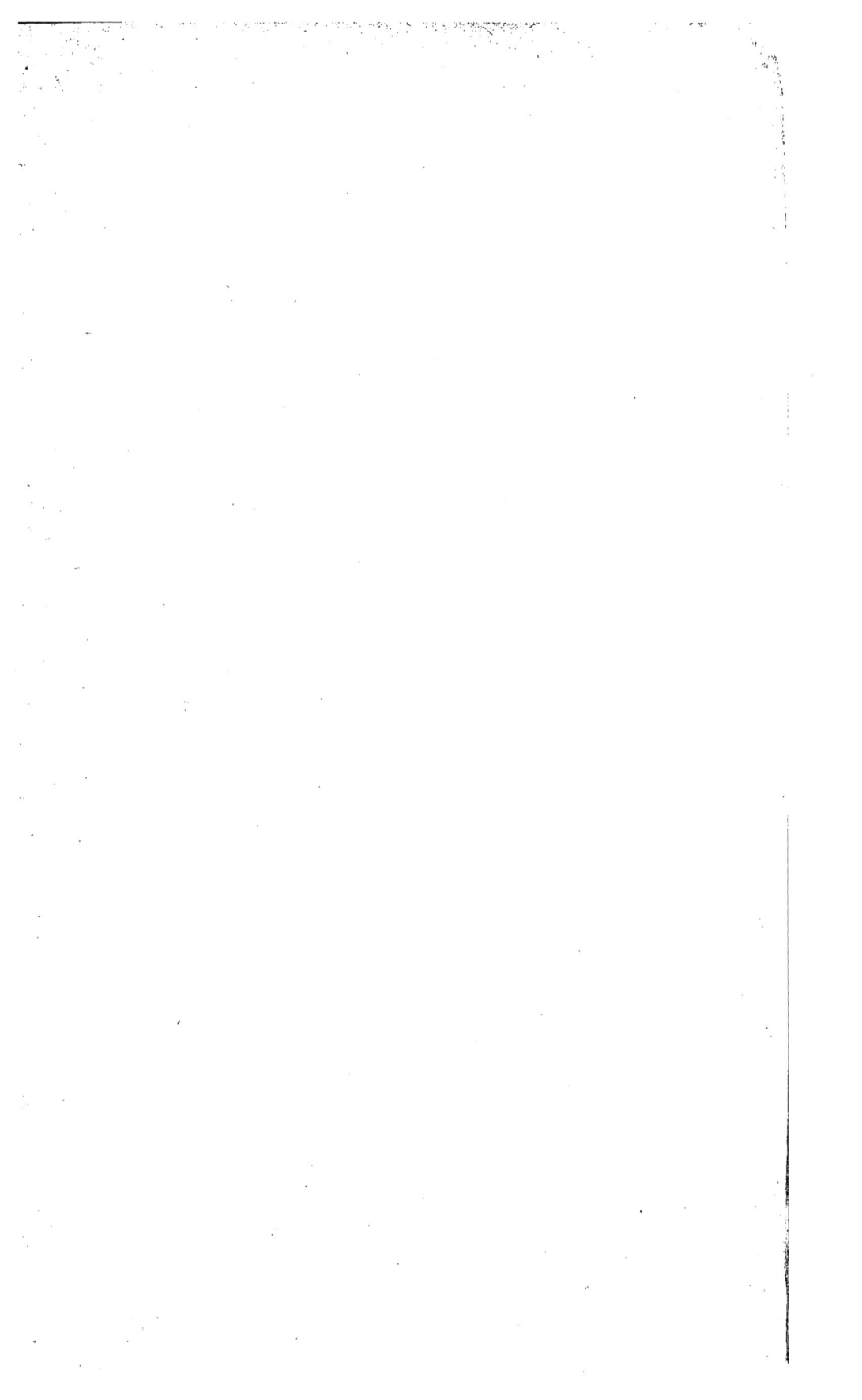

DES BAINS

PROJET ET PLANS

PAR

Le Docteur Gustave DROUINEAU

Chirurgien des hospices civils de la Rochelle,

Secrétaire du Conseil départemental d'Hygiène publique.

LA ROCHELLE,

TYP. Vᶜ MARESCHAL & MARTIN, RUE DE L'ESCALE, 20.

—

1880.

& T 158

126

L'ASSISTANCE PUBLIQUE

ET

L'HYGIÈNE.

La Constitution française de 1848 introduisit dans le langage administratif le mot *assistance* et le substitua aux termes jadis usités de charité et de bienfaisance ; l'usage semble l'avoir définitivement consacré, mais peut-être depuis ce temps a-t-on oublié l'acception large et étendue que donnait à l'assistance à ce moment l'esprit de la Constitution.

C'était, suivant les termes de l'un des rapporteurs de l'Assemblée nationale, la sollicitude de la société « entrant dans la maison de l'ouvrier pour assainir son logement, dans son atelier pour rendre l'air pur et le travail moins dangereux, facilitant ses économies, encourageant sa prévoyance, prenant soin de lui dans les moments d'inaction involontaire, le soignant dans ses maladies et ses infirmités et lui donnant son appui pour les jours stériles et souvent délaissés de son enfance ou sa vieillesse. »

C'était évidemment, condensé en une formule simple, tout un programme s'adressant à l'enfance, à l'adulte, au vieillard, à l'état de santé ou de maladie, à la prévoyance et à l'épargne, au chômage forcé, etc.

L'hygiène a le premier pas dans cette énumération des besoins ou des nécessités de l'assistance et il ne saurait être possible en effet de formuler un programme de ce genre sans lui faire une place importante. Tout le monde connaît le rôle considérable qu'elle joue dans la vie ouvrière, soit privée, soit collective et les efforts persévérants des hommes dévoués à cette science utile entre toutes n'ont fait que grandir sa mission protectrice et tutélaire. Aujourd'hui plus que jamais, est-il bon de se rappeler que l'hygiène ne doit pas, quelque soient du reste ses progrès, être mise en dehors de l'assistance telle qu'elle a été conçue en 1848 et telle qu'il convient de la conserver, car il y a plus d'une manière de venir en aide à ceux qui ont des besoins et l'hygiène, plus que toute autre science, les connaît et peut y pourvoir.

C'est donc en songeant aux bénéfices que l'assistance attend de l'hygiène et à ce programme si bien présenté par le législateur que j'ai pensé utile de montrer comment on s'écartait de la route qui semblait avoir été tracée dès l'origine et de cette définition même de l'assistance.

J'ai donc dû commencer par en rappeler les termes et les conditions premières.

Or, à part Paris, où *l'assistance publique* centralisée entre les mains d'une administration fortement organisée, répond presque en tous points à tous les termes de cette définition et de ce programme, nous ne retrouverions pas dans les diverses régions de la France la même conception ni la même application aux divers organes qui composent actuellement les rouages de la bienfaisance et de la charité.

Dans la généralité des cas ou des localités, la prévoyance, l'économie, l'hygiène, semblent avoir un rôle à part et nécessiter des rouages spéciaux et indépendants et l'assistance publique enfin n'a plus pour objet que l'infirmité physique ou la maladie ou bien la seule misère.

Cette scission que quelques-uns peuvent trouver utile à certains points de vue est sous d'autres côtés fâcheuse et offre de sérieux inconvénients, si on en recherche les conséquences pratiques et économiques.

Je n'entreprendrai pas cependant d'examiner la question dans ce qu'elle a de général ; le sujet est à coup sûr intéressant et élevé, mais demanderait une étendue que je ne peux lui consacrer. Je veux rester sur un terrain plus limité et montrer successivement par quelques exemples comment il convient de ne pas perdre de vue le caractère général que doit avoir l'assistance publique et les bénéfices que la Société retirerait de cette interprétation raisonnée et de son application exacte.

Et comme c'est surtout au point de vue de l'hygiène que je désire me placer je prendrai ces exemples parmi ceux que l'hygiène a étudiés avec le plus de soin depuis ces dernières années.

Parmi toutes ces questions graves et intéressantes, *les Bains* occupent à coup sûr une place importante, sinon la première, et c'est à eux que je consacrerai ce premier travail.

DES BAINS.

La question des bains n'est évidemment pas nouvelle et on peut la dire depuis bien des années déjà à l'ordre du jour. Mais elle n'a fait en France à coup sûr aucun progrès et bien que l'on demeure d'accord sur la nécessité des bains et sur leur utilité, on s'en tient à ce *consensus* platonique et les choses restent en l'état.

A quoi tient ce résultat fâcheux, sensible surtout dans notre pays, quand dans d'autres nations au contraire les bains publics ont subi une grande extension, en Angleterre, par exemple, et quand d'autre part les progrès de l'industrie, ceux de l'hygiène, ont rendu plus faciles encore qu'autrefois les questions d'installation et de dépense. A mon sens, la question des bains a été chez nous mal posée; en février 1851, une loi ouvrait un crédit de 600,000 francs, pour encourager, dans les communes qui en feraient la demande, la création d'établissements modèles pour bains et lavoirs publics gratuits ou à prix réduits.

Une circulaire explicative et pressante signée *Schneider* montrait la sollicitude du gouvernement pour les classes laborieuses et faisait un appel énergique au zèle des communes. Mais la subvention à accorder ne pouvait dépasser 20,000 francs et pour les obtenir il fallait des conditions déterminées qui ne furent pas faciles à remplir.

Le crédit voté ne fut pas dépensé et une nouvelle circulaire du 30 avril 1852, signée de *Persigny*, dit en effet :

« Un certain nombre de communes ont répondu à l'appel du gouvernement en produisant des projets d'importances diverses; mais les demandes de subventions étaient presque toutes dans des conditions que les prescriptions de la loi rendaient inadmissibles. La sollicitude du gouvernement étant demeurée ainsi sans effet, M. le Président de la République, afin de conserver aux populations et d'étendre même les bienfaits de l'institution projetée, a, par un décret du 3 janvier dernier, reporté sur l'exercice de 1852 le crédit resté sans emploi.

» Ce décret maintient la disposition qui a fixé le maximum de chaque subvention au tiers de la dépense à effectuer, mais la limite de 20,000 francs n'a pas été conservée. La subvention pourra désormais être égale au tiers de la dépense, à quelque somme qu'elle doive s'élever et, de plus, l'administration sera libre de subventionner plusieurs entreprises dans une même commune.

» Ces modifications permettront sans doute de fonder et de développer un genre d'établissement qui doit concourir puissamment au bien-être des populations ouvrières et des classes pauvres auxquelles il est plus particulièrement destiné. »

On ne répondit pas beaucoup plus à la seconde qu'à la première invitation, les évènements politiques se succédèrent, la sollicitude du gouvernement se reporta sans doute sur d'autres objets, car le crédit disparut et depuis il n'a été publié aucune nouvelle invitation à ce sujet.

Ainsi trente années se sont bientôt écoulées et la question est encore la même. On sent qu'il serait bon et utile de posséder des bains et des lavoirs publics, — mais on s'en tient là.

Je dis que cet insuccès tient à ce que la question se pose mal. La première pensée qui vient à l'esprit en se reportant aux instructions ministérielles, c'est qu'il s'agit de créations considérables, établisse-

ments destinés à un public nombreux, payant ,
d'une administration assez difficile. Les communes
ont hésité, on le comprend , à se mettre en frais
pour avoir les charges d'une administration semblable. Restait l'industrie privée, qui ne pouvait voir
dans de tels établissements l'occasion de bénéfices,
puisqu'il s'agissait de tarifs réduits et même de
gratuité.

L'assistance publique pouvait aussi s'en occuper,
et les circulaires parlent en effet à plusieurs reprises
des bureaux de bienfaisance à ce sujet, et de la
nécessité de faire appel à la charité.

« Vous n'ignorez pas que, lorsqu'un appel est fait
par l'autorité ou des associations charitables, dans
l'intérêt d'une création utile, cet appel est presque
toujours entendu. Ne craignez donc pas de recourir
à tous les dévouements ; le concours de la bienfaisance et de la charité, lorsqu'il s'agit de réaliser
une pensée profondément philanthropique, ne saurait
vous manquer. »

Mais les bureaux de bienfaisance avec des ressources modestes, des besoins multiples, n'osaient
entreprendre non plus des dépenses si grandes.

Si bien qu'ayant voulu faire grand , on ne fit
rien.

C'est là ce qui me fait dire que la question a été
mal posée et se pose mal.

D'abord, s'il est bon dans certaines circonstances
de réunir les bains et les lavoirs, ils peuvent très-
bien être créés séparément ; rien n'implique leur
union absolue.

En outre quand il s'agit de création de bains, la
première préoccupation doit être de savoir pour
quelle population on les crée et à quels besoins ils
doivent répondre.

Tout est là. Car le bain a pris aujourd'hui des
formes multipliées, il est à la fois un moyen théra-

peutique et un moyen hygiénique. Il s'adresse in-
différemment à tout le monde et par conséquent
pour faire quelque chose d'utile au milieu d'indications si variables et si nombreuses il faut savoir se
renfermer dans certaines conditions principales
d'installation et de dépense.

A qui s'adressera donc l'établissement de bains
à créer ? voilà la question à poser toutes les fois
qu'il s'agit de créations semblables et la réponse
contient tous les termes du problème financier à
résoudre ensuite.

Autrefois, voulant faire de la philanthropie à
outrance, disons même du socialisme, on répondait
à la question que je posais tout à l'heure : — toutes
les classes laborieuses et nécessiteuses, la population ouvrière et rurale, les villes et les champs,
tout le monde. Et l'on ne fit rien.

Aujourd'hui il en serait de même si l'on n'apportait pas plus de réflexion qu'autrefois dans des
questions si pleines d'intérêt pour ceux-là même à
qui elles sont destinées.

Des communes peuvent créer des établissements
de ce genre ; si l'on songe que c'est avec des ressources communales que ces créations seront faites,
on comprendra qu'elles doivent être ouvertes à tout
le monde, riche ou pauvre, admettant même la
gratuité pour l'indigent. Mais la difficulté de répondre à des programmes si vastes avec de petites
ressources, suffit pour éloigner toute pensée de ce
genre au milieu des préoccupations des administra·
tions communales.

L'assistance publique, au contraire, doit être la première à penser à de telles créations. Mais ici je ne
commets pas et à dessein, la faute répétée par les
circulaires ministérielles, je n'entends pas parler
seulement des bureaux de bienfaisance. L'assistance
reste pour moi ce que la Constitution de 1848 l'a
faite et je ne la restreinds pas à tel ou tel de ses
organes.

Or, l'assistance hospitalière, l'assistance à domicile, ont une clientèle déterminée, c'est la population malheureuse, non pas seulement malade, mais même bien portante et vivant de son travail. Quand le travail marche, il est encore possible de se passer des secours ; si le travail manque, le chômage amène la misère et la nécessité de l'assistance. Or toute cette population a des besoins réels et j'estime même que c'est à elle qu'il faut tout d'abord songer en fait de semblables créations.

C'est donc à l'assistance publique à prendre la première l'initiative de cette vulgarisation.

En concentrant ses efforts pour arriver à ce résultat, elle réussirait certainement et c'est mû par cette conviction que j'ai poursuivi avec quelque insistance l'idée de création de bains destinés à la population indigente de la cité et répondant à tous les besoins de l'assistance hospitalière et à domicile.

Après avoir étudié avec soin ce qui avait été fait à ce sujet, j'ai formulé d'une manière aussi nette qu'il m'a été possible quel devait être l'établissement répondant à tous les besoins de l'assistance publique. Loin de moi la pensée d'avoir trouvé une formule irréprochable et non perfectible, j'ai entouré mon projet de toutes les compétences possibles et j'ai appelé sur lui l'attention la plus grande.

Mon premier soin a été cependant de le soumettre d'abord au Conseil départemental d'hygiène publique pour lui conserver le caractère principal qu'il doit avoir , c'est de répondre surtout à des nécessités hygiéniques.

C'est ce projet tel qu'il a été adopté par le Conseil départemental d'hygiène publique que je reproduis ici en l'accompagnant des plans réduits par M. Groc qui m'a prêté en cette circonstance son obligeant et utile concours.

PROJET DE BAINS

A CRÉER

A l'hôpital Saint-Louis pour la population indigente.

———▷✶◁———

I

Par suite de circonstances spéciales, l'hôpital Saint-Louis se trouve aujourd'hui en mesure de créer un établissement de Bains publics. Cette création semble n'avoir qu'un intérêt particulier, celui qui résulte des nécessités de l'hôpital et à ce titre n'intéresse évidemment que l'administration hospitalière. Ce n'est donc pas à ce seul point de vue que je me place aujourd'hui, n'ayant aucun titre pour me mêler à cette question et pour en occuper le Conseil d'hygiène. Mais le problème qui va se résoudre pour notre hôpital et notre ville a un caractère plus général et présente certains côtés qui me font supposer que cette étude ne pourra pas être indifférente à mes collègues désireux comme moi d'approfondir autant que possible les questions d'hygiène publique.

L'importance des bains en matière d'hygiène ne se discute plus ; la difficulté la plus grande est surtout économique et à ce titre elle mérite vraiment l'attention.

Il est, en effet, une nombreuse partie de la population des villes de l'importance de la nôtre qui demeure absolument privée de l'usage des bains, c'est la population indigente. Celle secourue par le bureau de bienfaisance ou les sociétés de charité, dans le cas de maladie et pour des nécessités urgentes, peut recevoir des bains comme secours médicaux ; mais le bain hygiénique, le bain de santé, celui-là n'est point donné, car dans l'état actuel des choses, pour nous et pour bien d'autres cités, il deviendrait évidemment absolument onéreux et créerait pour des administrations charitables une charge trop lourde.

La population ouvrière, non assistée, mais non moins digne d'intérêt, celle qui vit de son travail quotidien et n'a que cette seule ressource, ne peut non plus comprendre vraiment ce qu'est ce besoin et, le comprit-elle, elle ne pourrait évidemment le satisfaire.

Relativement à l'hygiène individuelle et collective, voilà donc des cas précis, des besoins réels qui ne trouvent ni dans notre cité, ni dans bien d'autres, une satisfaction désirable.

C'est en cela que la question qui se présente aujourd'hui à propos des bains, me semble avoir un caractère général et qu'elle me paraît devoir éveiller l'attention.

A certaines époques du reste, des tentatives ont été faites et dans différents pays pour la création de bains publics, c'était en quelque sorte la solution du problème économique en cause ; ces tentatives en France, bien qu'encouragées naguère par de puissantes personnalités, n'ont abouti qu'à de stériles résultats.

Il faut donc reprendre la question et se placer dans d'autres conditions. C'est ce que je vais essayer de faire à propos de l'établissement projeté à l'hôpital Saint-Louis et en associant aux besoins de l'assistance hospitalière ceux de l'assistance à domicile et de la classe ouvrière vraiment nécessiteuse. Si une semblable idée pouvait recevoir chez nous une première application et être couronnée de succès, peut-être aurions-nous l'heureuse chance d'avoir plus tard et ailleurs des imitateurs.

Un établissement de bains pour les besoins d'un hôpital comme le nôtre (car c'est dès maintenant dans notre ville que je vais chercher mes éléments d'appréciation) doit conserver des proportions modestes.

La population de l'hôpital est en effet de 400 personnes environ. Une partie est fixe et appartient au personnel et à l'hospice proprement dit, l'autre est mobile et ressortit à l'hôpital. Le mouvement hospitalier porte sur 1,000 personnes environ, de 90 à 100 par mois. Si l'on songe que le plus souvent il s'agit de malades peu graves, fatigués, sales, souvent couverts de vermine, on comprendra sans peine la nécessité de l'emploi de bains et en effet l'emploi des bains et le repos constituent le remède souverain d'un grand nombre de ces malades.

On voit donc déjà par cette seule considération que malgré la condition que nous devons nous imposer de rester dans de modestes proportions, nous avons déjà à satisfaire à l'hôpital même des besoins assez étendus.

D'un autre côté les nécessités du traitement médical imposent l'emploi de toutes les ressources thérapeutiques balnéaires, bains médicamenteux, bains de vapeur, douches froides, etc.

En résumé un établissement hospitalier comme le nôtre, quoique modeste, comporte donc nécessairement toutes les applications balnéaires et doit en outre faire une large part au bain de santé.

On comprend que s'il s'agit de donner satisfaction à ces nécessités indiscutables et si l'on veut en même temps utiliser ces ressources balnéaires au profit d'une population autre que celle même de l'hôpital, on crée d'emblée de véritables difficultés à une administration économe et aux prises avec les exigences d'un budget limité. Pour les faire disparaître et trouver la solution de ce difficile problème, il faut tourner la question par quelque côté et chercher des modifications avantageuses et économiques.

Celle qui tout d'abord me paraît digne d'attention

parce qu'elle est essentiellement pratique et utile est celle qui consiste à faire emploi des bains douches.

Ces bains, dont l'origine est je crois étrangère, a reçu chez nous l'approbation des hommes les plus compétents en cette matière. Je pourrai citer entr'autres M. E. Jolly. (Traité du chauffage et de la ventilation, page 25.) « N'oublions pas, dit-il,
» qu'un moyen simple, rapide, économique et pas
» assez employé chez nous pour introduire les
» habitudes de propreté dans les classes ouvrières
» est le bain par affusion ou en douche, au sortir
» des ateliers où une transpiration cutanée abon-
» dante et les poussières animales ou minérales en
» suspension dans l'air rendent plus nécessaire une
» ablution générale. Des bains par immersion sont
» longs et coûteux de toute manière. »

Ces bains douches ont été cependant expéri-mentés chez nous, dans certaines usines ; dans des établissements pénitenciers (Rouen) et enfin dans ces derniers temps, grâce à l'ingénieux esprit de M. Tollet, ils ont reçu une véritable impulsion et pris une forme pratique.

Voici rapidement et d'après M. Tollet en quoi consiste le bain douche.

Une rangée de cabines, à parois imperméables et à surfaces lisses, dont le sol est recouvert d'un dallage imperméable en ciment ou bitume et sur lequel se place un parquet en chêne, à claire-voie et mobile. A côté de la cabine pour la douche, une cabine pour les vêtements. L'eau chaude à 26° arrive par la partie supérieure, un tube en caout-chouc, terminé par une pomme d'arrosoir, permet de recevoir l'eau de haut en bas et de la projeter également sur toutes les parties du corps.

Le bain douche consomme à peu près 25 litres d'eau pour une durée d'environ 10 minutes, chiffre important à considérer si l'on songe au bain ordi-naire et à la quantité d'eau qu'il réclame (230 litres environ). Pendant la durée du bain douche, des lotions savonneuses et un excellent lavage à l'éponge ou à la brosse peuvent être faits par l'homme lui-même sur toutes les parties du corps.

Ce mode de bains présente donc, on le voit, de grands avantages économiques ; il use peu d'eau, par conséquent peu de combustible, il n'exige aucun matériel et est d'une application excessivement facile. Il ne demande aussi aucun préparatif. Le bain douche est toujours prêt pourvu que la chaudière soit allumée. La rapidité de son application permet de pouvoir en faire bénéficier un grand nombre de personnes. C'est ainsi que ce procédé a été employé dans la Maison d'arrêt et de correction de Rouen, qu'il est assurément destiné à se répandre dans nos établissements militaires. Un de mes anciens camarades de Strasbourg, le docteur Haro, l'a déjà appliqué avec succès, certains journaux de médecine en témoignaient il y a peu de temps, aux hommes de son régiment, le 69e d'infanterie.

Le coût d'un bain douche calculé par M. Tollet avec toute la rigueur désirable est véritablement dérisoire 0,01 UN CENTIME par bain douche ; c'est ce que le docteur Haro a vérifié expérimentalement puisqu'il fait baigner chaque jour 100 hommes pour 1 franc 20 centimes.

Cette considération ne saurait manquer d'importance et dût cette prévision être dépassée, doublée, triplée même, il est évident que cette dépense ne pourrait jamais être assimilée à celle de nos bains simples ordinaires.

Ces considérations établies et ayant montré le grand parti qu'on peut retirer de l'emploi des bains douches, il me reste à exposer les dispositions que je crois devoir donner à l'établissement projeté, expliquant ensuite et après la description du projet que j'adopte, les raisons de ces dispositions et les applications qui pourront en être faites selon les besoins de notre cité.

II

L'établissement de bains occupe une aile perpendiculaire au bâtiment Rey et lui est adossé. Il a une longueur de 21 mètres sur 10 de largeur. Une épaisse cloison sépare dans presque toute la longueur l'établissement de façon à réserver un côté pour le service des hommes, un autre pour celui des femmes. Chaque service a deux entrées. L'une d'elles peut être réservée aux personnes du dehors.

De chaque côté de la cloison médiane sont placées les cabines des bains ordinaires. Ces cabines sont au nombre de cinq pour chaque service, mesurant 2 mètres de largeur sur 2 mètres de profondeur, à une seule baignoire; elles ont 3 mètres de hauteur. Elles prennent jour sur le corridor et par des portes vitrées.

A l'extrémité sud du bâtiment, séparées des cabines de bains ordinaires par un corridor sont les cabines des bains douches, au nombre de cinq et pour les hommes seulement. Ces cabines sont jumellées, une portion sert au bain, l'autre pour les vêtements. Elles sont construites sur les indications de M. Tollet : Claire-voie en chêne, sol cimenté, parois lisses et imperméables. Elles prennent jour et air sur les corridors latéraux et sur le corridor central. Elles peuvent encore être éclairées et aérées par la façade sud et une galerie supérieure.

L'eau nécessaire au bain douche arrive à la partie supérieure de la cabine par un tube en caoutchouc terminé par une pomme d'arrosoir; il peut être, à volonté, soutenu et accroché en haut de la cabine pour le bain douche ou pris à la main pour les affusions latérales. Chaque cabine de bain douche a, au-dessus de la cabine, un réservoir particulier de 30 à 40 litres environ, facile à régler extérieu-

rement pour l'accès et la sortie du liquide. Un ther-
momètre y indique la température. Le mélange
d'eau chaude et d'eau froide s'y fait par des tubes
d'amenée dont le calibre est calculé de manière à
rendre facile et prompt l'équilibre de température.
Le réservoir une fois rempli est aussitôt fermé et
ne permet ainsi que la dépense d'une quantité d'eau
limitée, celle nécessaire à chaque bain douche ; en
cas de besoin, cependant, il est facile d'avoir un
écoulement constant en laissant un peu ouverts les
robinets d'accès. Un des baigneurs surveille aisément les appareils d'un simple coup d'œil et les
règle rapidement pour chaque bain douche. Une
porte ménagée dans le corridor des bains douches
peut, dans des cas exceptionnels, donner accès du
service des hommes dans celui des femmes.

A l'extrémité *nord* du bâtiment sont placés les
bains de vapeur et l'hydrothérapie.

La salle réservée à l'hydrothérapie mesure
2 mètres 40 sur 3 mètres 50, elle a toute la hauteur de l'établissement et prend jour par la partie
supérieure.

L'hydrothérapie comporte évidemment des installations spéciales , variables avec les ressources
locales, quoique demeurant commune aux deux
services, chacun ayant son entrée.

L'emploi de l'hydrothérapie demanderait un
aménagement exceptionnel et dispendieux avec nos
ressources hydrauliques ; aussi les difficultés que
présente pour nous l'installation d'une douche
descendante d'*une* atmosphère au moins (9 à 10
mètres de hauteur) rendent presque impraticable
dans notre établissement l'emploi de l'hydrothérapie comme moyen thérapeutique journalier et
continu.

Nous devrons donc, avec nos ressources, forcément en borner l'usage, et, dans ce cas, l'appareil
que possède l'hôpital et qui, par l'air comprimé, peut
fournir une pression de trois atmosphères, assure
une douche d'un effet et d'une puissance supé-

rieurs à ceux que produirait une douche due à la seule pesanteur du liquide.

On peut même tenir pour certain qu'elle donnerait de meilleurs résultats. Sans entrer donc dans la voie des dépenses considérables de construction et d'installation pour cet objet, il y aurait lieu chez nous comme partout où les circonstances l'exigeraient, de profiter de ces appareils et de placer seulement un d'eux dans la salle destinée à l'hydrothérapie.

Un robinet d'eau froide et un tube d'amenée pour l'eau sont seuls nécessaires. On pourrait encore dans cette salle suffisamment spacieuse placer certains appareils dont l'emploi est restreint tels que le bain de siége fixe et à douche ascendante, les douches latérales en pluie, appareils qui tous peuvent être alimentés facilement par la pompe de la douche principale.

La cabine réservée dans chaque service pour les bains de vapeur mesure 2 mètres sur 1 mètre 80 centimètres et a toute la hauteur de l'établissement. Elle prend jour et air sur la façade et par la partie supérieure. Cette cabine est munie d'un robinet d'eau froide. Le bain de vapeur peut être donné soit par l'intermédiaire d'un appareil, la boîte ordinaire ou à fumigation, soit seulement à l'aide de la vapeur d'eau directement amenée des chaudières à l'étuve et en ayant soin de se conformer aux prescriptions généralement admises dans ces sortes de bains.

De chaque côté de la porte d'entrée principale et adossées aux façades sont, du côté sud, des servitudes, du côté nord les bains médicamenteux. Deux cabines, dans chaque service, l'une de 2 mètres sur 1 mètre 80 centimètres, l'autre de 3 mètres sur 1 mètre 80 centimètres, sont affectées aux bains sulfureux et médicamenteux, la plus grande peut même recevoir deux baignoires. Ces cabines prennent jour et air sur la façade et le corridor, elles peuvent être facilement et largement aérées.

A côté de ces cabines un escalier allant dans le sous-sol et dans la galerie supérieure et faisant communiquer toutes les parties de l'établissement.

Du côté sud, à côté de la porte, des latrines avec fosse mobile, puis une cabine confortable pour pensionnaires de 3 mètres sur 1 mètre 80 centimètres, à côté de cette cabine et à l'angle du bâtiment, le cabinet du surveillant recevant les tickets et une petite chambre pouvant servir aussi de lingerie ou pour des accessoires.

Telles sont les dispositions de l'établissement proprement dit. Il est élevé de 0 mètre 60 centimètres au-dessus du sol, présente une hauteur de 3 mètres pour les cabines, 5 mètres dans les corridors, plus 2 mètres de faitage environ.

Le sous-sol est aménagé pour recevoir les chaudières, l'approvisionnement du combustible, les matériaux et ustensiles divers nécessaires à l'usage et à l'entretien des bains.

La partie supérieure ne comporte pas d'étage proprement dit ; la portion au-dessus des cabines est seule utilisable pour les besoins, le reste est libre et réservé pour l'accès de l'air, la ventilation et l'éclairage. Mais au-dessus des cabines centrales de bains ordinaires peuvent très-bien être placés des séchoirs ou greniers, voire même des chambres. Une galerie permet de circuler sans danger et facilement partout. Au-dessus des bains douches, l'installation particulière sera ménagée pour la dépense régulière de l'eau des bains douches, elle n'est qu'indiquée sur le plan. De l'autre côté peuvent être ménagés des réservoirs pour l'eau froide dans les cas où les tuyaux de la canalisation ne permettraient pas un approvisionnement suffisant et régulier de l'eau nécessaire à la dépense de l'établissement.

A l'extrémité sud de l'établissement en face d'une

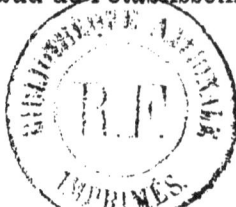

des entrées est un passage couvert qui permet
l'accès des bains en tout temps et à tout le monde.
Ce passage pourrait servir à mettre en communication directe les bains et une pièce éloignée
servant d'entrée et d'attente aux personnes du
dehors. (1)

Les matériaux employés dans cette construction
sont seulement le fer, les briques, les ciments. Les
fondations seules sont en pierre et en maçonnerie.
La solidité intérieure sera garantie par des colonnes
en fer ou en fonte soutenant le faîte et la char-
pente. Les parois des cabines sont évidemment re-
vêtues de substances imperméables.

D'après les renseignements fournis par M. Groc,
directeur du service des eaux de notre ville, et qui
a bien voulu refaire le dessin que je lui ai présenté,
corriger certains détails et me prêter ici son in-
telligent concours, les constructions s'élèveraient
à 20,000 francs, la chaudronnerie et tuyautages à
15,000 francs, total approximatif 35,000 francs, ce
qui représente, je crois, la somme dont dispose
l'administration de l'hôpital pour la construction de
l'établissement de bains.

(1) Cette entrée réservée au public serait pour l'hôpital Saint-
Louis, prise, avec les dispositions des locaux actuels, dans ce
qui est consacré au service des enfants, la crèche. Ce service
peut être, on le conçoit, facilement déplacé et il y aurait même
un intérêt très grand à le faire.

Des deux salles affectées en effet à ce service, une seule est
convenable, l'autre pêche par toutes les règles de l'hygiène et
de plus d'autres enfants sont placés dans d'autres portions de
l'établissement. Il y aurait évidemment un intérêt de premier
ordre à faire de ce service un ensemble et rien ne se prêterait
mieux à toutes les nécessités hygiéniques d'un service hospitalier
de petits enfants qu'une construction faite en vue de ce besoin
et dont la place est tout naturellement indiquée de l'autre côté
du bâtiment Rey et venant relier, de même que les bains, le
bâtiment central et principal de l'hôpital. Dès lors, la crèche,
ainsi déplacée, laisse libre une portion des bâtiments entre les
deux cours et dont une part pourrait être consacrée à l'attente
et à l'entrée des bains, l'autre à un vestiaire pour les malades
en traitement à l'hôpital, installation dont l'utilité est incontestable.

Un plan plus étudié et un devis détaillé seraient évidemment nécessaires pour avoir sur ce chiffre de dépenses une idée exacte, mais d'après les évaluations faites, il y a tout lieu de supposer que l'écart définitif serait insignifiant et par conséquent nullement de nature à arrêter d'un instant l'exécution de ce projet.

III.

Le projet que je viens de vous soumettre et les plans que je vous ai passés sous les yeux me semblent réaliser les *desiderata* d'un établissement de bains publics et économiques.

Il me reste à vous le prouver.

Au point de vue hospitalier, il offre toutes les ressources possibles et répond à toutes les exigences d'un hôpital même plus considérable que le nôtre.

L'hydrothérapie, les bains de vapeur et les bains médicamenteux offrent toutes les facilités désirables. Les bains simples sont en nombre suffisant. Les 10 baignoires représentent au *minimum* 300 bains par mois, c'est plus qu'il ne s'en délivre actuellement avec un nombre moins grand de baignoires. Si l'on songe que la même cabine peut être utilisée par plusieurs personnes, on comprendra sans peine combien ce chiffre peut être augmenté.

Les dispositions adoptées pour l'accès des bains permettent de faire pénétrer les malades et le personnel de l'hôpital, soit par l'entrée principale, soit par l'entrée ménagée sous la galerie couverte. Cette disposition est d'un avantage considérable si l'on songe que par les mauvais temps ou le froid il est pénible de faire traverser des cours et exposer aux intempéries de la saison les malades conduits aux bains.

Dans tous les hôpitaux on a, en effet, à côté des cours, ménagé des galeries couvertes ou des préaux qui permettent pour tout le personnel, un accès facile et à l'abri dans toutes les parties de l'établissement.

Cette disposition fait chez nous, quant à présent, défaut, mais il serait facile d'y remédier en plaçant justement sur toute la façade nord du bâtiment principal de l'hôpital Saint-Louis, une galerie couverte. Cette galerie serait en communication directe par un passage également couvert avec le bâtiment des bains. On la pourrait commencer déjà en même temps que le passage des bains et l'achever plus tard à mesure que les ressources le permettraient. Rien ne serait donc plus utile que de faire servir la création projetée à la réalisation de cette importante amélioration. Il ne me semble donc pas nécessaire d'insister pour démontrer que l'établissement que je propose est, en tous points, utile, convenable et largement suffisant pour les besoins de l'hôpital.

On pressent même que l'installation projetée dépasse les nécessités hospitalières et peut être appelée à rendre d'autres services, ceux nés hors de l'hôpital et qui intéressent tout d'abord les indigents secourus par le bureau ou assistés par des Sociétés charitables.

Cette population indigente et très intéressante à coup sûr, a besoin de bains au même titre que la population hospitalière. Aucun établissement ne lui est ouvert et les Sociétés charitables et le bureau de bienfaisance, limitant leurs dépenses, ont, jusqu'à ce jour, et faute d'un établissement économique disponible, presque entièrement abandonné ce grand moyen de soulagement physique et moral.

Je crois que l'établissement projeté est conçu sur des bases capables d'obvier à cet inconvénient.

Le bain hospitalier réduit à son prix de revient sera forcément de beaucoup inférieur au prix réclamé par les établissements industriels pour la délivrance des bains aux indigents ; par conséquent, pour la même somme, les administrations charitables pourront doubler, tripler même le nombre de bains qu'elles distribuent chaque année. Voilà déjà pour les conditions nouvelles des bains à distribuer comme remèdes ou besoins urgents.

On peut donc considérer qu'il sera permis par cette installation de faire bénéficier un plus grand nombre de personnes de cet efficace secours.

Pour le bureau de bienfaisance, le bain peut être délivré par *bons* ou *tickets* directement fournis par l'assistance à domicile ; pour les autres Sociétés charitables, les *tickets* peuvent être pris d'avance contre remboursement par les Sociétés et distribués selon les besoins. De ce chef, l'hôpital est certain de recevoir le remboursement intégral de tous les bains délivrés par lui en dehors de ceux ordonnés à l'hôpital même.

Mais pour une certaine partie de cette population, les hommes surtout, voués à des travaux de toute sorte, en dehors par conséquent des bains thérapeutiques, il peut être délivré des *tickets* de bains douches. Ces bains, cotés à 5 centimes, sont essentiellement économiques et peuvent être assez largement distribués.

Que l'on songe à la minime dépense pour une Société charitable que représente l'achat de 100 tickets de bains douches et on concevra qu'il est facile de répandre rapidement ce bain économique et cependant éminemment hygiénique.

Un bain douche par semaine seulement peut décrasser bien des malheureux qui ne songent jamais à se laver entièrement et qui ne savent où trouver les moyens de le faire.

A ce prix qui ne saurait être vraisemblablement abaissé, il n'y aura aucune perte pour l'établissement hospitalier, il y a même gain. Avec un nombre de bains ordinaires suffisant pour entretenir une certaine chauffe, la dépense de combustible nécessaire pour les 20 ou 30 litres de bains douches, est évidemment presque nulle. Or cette dépense est la seule. Il n'y a aucun entretien particulier, aucune dépense supplémentaire ; un coup de balai dans les cabines des douches et c'est tout. Le bain à préparer ne demande qu'un robinet à faire tourner. Les 5 centimes représenteraient donc même un gain ; si minime qu'il soit il pourra venir alléger la dépense d'entretien et de surveillance. Les bains douches distribués par le bureau et les Sociétés charitables comme secours ne sont donc, en réalité, une charge, ni pour les Sociétés en question, ni pour l'hôpital lui-même.

Mais les installations seront-elles suffisantes pour ce nouveau service ; cela est facile à vérifier.

Nos cinq cabines peuvent par heure suffire largement à 20 bains douches, soit 2,880 par mois en prenant une moyenne de six heures par jour. — 120 bains par jour, ce chiffre indique seul que de pareilles ressources sont vraiment très grandes.

Cette seule indication nous conduit même à penser qu'il est facile d'étendre au-delà des besoins de l'assistance publique, hospitalière et à domicile, les secours de ces bains.

Il ne peut entrer dans ma pensée de transformer l'établissement de bains d'un hôpital en un établissement public faisant par ses prix modiques une redoutable concurrence aux établissements créés par l'industrie privée.

Il ne s'agit pas ici d'un établissement public.

Mais serait-ce considérer comme public un établissement donnant accès à des ouvriers vivant au jour le jour, et n'ayant pour ressource que leur travail. Ceux-là ne demandent pas les secours de l'assistance et doivent pourvoir avec leur modeste salaire à tous les besoins de la vie. N'est-il pas permis de leur venir en aide, en leur donnant pour des prix modiques, un facile accès dans un établissement fait justement en vue de l'intérêt commun ? Serait-ce porter préjudice aux intérêts privés ? Non certainement, car tant que l'industrie privée n'aura pas créé des bains vraiment économiques, cette portion de la population ne pourra pas aller s'adresser à elle pour ce besoin de la santé. Donc, sans sortir des limites qu'elle doit s'imposer, une administration hospitalière peut très-bien, à mon avis, donner accès à cette population ouvrière si intéressante quand on songe au rôle qu'elle joue dans la société et aux dures conditions qu'elle rencontre dans la vie.

Mais, au moins, l'administration peut chercher à éviter les conflits et les pertes puisqu'elle administre le patrimoine des pauvres et que nulle charge n'est aussi précieuse. Or , elle peut accepter l'achat par avance de *tickets*; un ouvrier peut ainsi en prendre à certains moments 5, 10, 15 et faire sa petite provision de bains ; de même un chef d'atelier, un entrepreneur prévoyant. Ces tickets peuvent être soit de bains simples, soit de bains douches. Il n'en saurait être question pour les bains médicamenteux qui ne peuvent être délivrés que par ordonnance. Et par ce procédé en usage du reste dans un grand nombre d'associations de prévoyance, il n'y a aucune perte pour l'administration et aucune difficulté pour le fonctionnement d'un pareil service.

Dans un angle de la salle d'entrée ou d'attente est un surveillant dont le rôle se borne à recevoir les tickets et à donner en échange un numéro d'ordre, à l'instar des bureaux d'omnibus dont chacun en France connaît le naïf usage. Et le tour s'établit sans difficulté, sans désordre. Il n'y a là aucun compte d'argent, aucun désagrément possible et capable d'arrêter une administration hospitalière.

La seule préoccupation, j'y reviens encore, pourrait être de ne pouvoir suffire avec l'installation projetée, à tous ces besoins. Mais plus on étudie l'immense ressource dont vraiment on peut ainsi profiter, plus on demeure convaincu que tout cela est possible.

Les bains douches, en effet, peuvent donner par

jour 120 bains, soit par mois de 24 jours, 2,880,
cela fait par an 34,560 bains douches en ne comptant que six heures laissées à la disposition du
public. Ce nombre considérable de bains douches
vient très certainement diminuer de beaucoup le
nombre des bains ordinaires qu'il conviendrait de
donner à cette même population comme bain
hygiénique ou de propreté. Mais en admettant que
cette ressource ne pût satisfaire tout le monde,
nous avons celle des bains ordinaires. Or nos 10
baignoires donnent par journée de six heures aussi
et en comptant une heure par bain 60 bains par
jour, par mois de 24 jours 1,440 bains, par an, 17,280
bains, ce qui représente un chiffre bien au-dessus
des prévisions actuelles. Nous pouvons donc hardi-
ment penser que les ressources créées dans le
projet actuel peuvent entièrement suffire aux
besoins de l'assistance hospitalière, à domicile, à
ceux des sociétés charitables et de la population
ouvrière et industrielle d'une ville comme la nôtre
et de notre importance.

Cette combinaison nous paraît même avoir un
avantage sérieux, celui de venir adoucir de beaucoup
la dépense hospitalière en ce qui touche même son
propre service.

On comprend en effet que si l'une des chaudières
est alimentée pendant une durée constante et pour
ainsi dire régulière, la dépense de combustible
sera moins forte que s'il est nécessaire de chauffer
à intervalles égaux la quantité d'eau utile pour deux
ou trois bains. Si l'eau chauffée n'est pas d'autre
part utilisée, la dépense de combustible faite est
complètement perdue. Il y aura donc une économie
véritable à donner un plus grand nombre de bains,
mais ces bains viendront rembourser une grande
partie de la dépense de combustible et on peut dire
qu'il n'en restera vraiment qu'une minime à la
charge de l'hôpital. Les 34,560 bains douches à
5 centimes peuvent représenter 1,728 francs. Les
17,280 bains à 20 centimes font 3,456 francs, total

5,184 francsquireprésentent au moins 1,000 tonnes de charbon.

L'eau comme dépense n'est pas à considérer, car l'eau pour cette nécessité publique ne saurait être marchandée par une ville soucieuse de sa salubrité. Elle doit pourvoir à ce besoin et par conséquent alimenter largement un établissement de ce genre.

L'entretien de l'établissement dans mon projet est facile. Nous demandons en effet que dans la construction et l'aménagement on ne mette en usage que les matériaux appropriés. Nous excluons le bois, les pierres, les plâtres, les peintures, etc., pour faire usage de fer, de briques, de ciments, d'enduits imperméables. (Certains produits nouvellement en usage en Angleterre, sont essentiellement utiles dans ce cas, car ils se prêtent à un vernissage imperméable et permettent des colorations diverses qui n'empêchent pas cependant toute élégance. — Communiqués au ·congrès d'hygiène de Paris 1878.)

Les baignoires sont évidemment émaillées aussi, de sorte que l'entretien des bains et de l'établissement se borne à des soins de propreté excessivement faciles et prompts.

Le personnel nécessaire est aussi fort restreint et dans les limites de nos ressources. Un chauffeur et deux baigneurs au maximum par service. Le personnel ordinaire de nos hospices peut très largement nous fournir ces auxiliaires.

Rien ne nous semble donc faire obstacle réellement à une création de ce genre en particulier dans notre ville et aussi dans toutes celles qui possèdent comme nous une alimentation d'eau publique, un établissement hospitalier de quelque importance, quand d'autre part elles n'ont aucune institution balnéaire publique ou privée répondant à ce grand besoin de l'hygiène.

Les bienfaits que cette création peuvent rendre sont tellement saisissants, qu'en pareille occurence il y aurait lieu de solliciter l'intervention des municipalités elles-mêmes et plus d'une serait sans doute facilement entraînée à fournir les moyens d'exécution ; plus heureuses encore sont les villes qui trouvent d'intelligentes et généreuses libéralités faites en vue de favoriser d'aussi utiles et philanthropiques institutions. C'est notre cas et nous pouvons vraiment nous en réjouir.

Avec la somme dont disposait la Commission administrative de l'hôpital Saint-Louis, j'ai pensé que le bien à faire pouvait être grand et c'est ce qui m'a conduit à étudier une combinaison que je soumets aujourd'hui à l'examen du Conseil d'hygiène et que j'ai l'espérance de voir accueillir favorablement comme réalisant un véritable progrès au point de vue de l'hygiène publique.

———

A l'heure où je soumettais ce projet au Conseil d'hygiène d'abord, puis à la Commission administrative des hospices civils, je croyais les circonstances éminemment favorables à la création d'un pareil projet. Des donations avaient tout récemment augmenté le patrimoine de l'assistance publique, et une d'elles était absolument destinée à l'établissement de bains. Je pensais donc servir utilement les idées de tous en apportant mon concours désintéressé et le résultat de mes recherches sur ce sujet.

Mais c'est souvent au moment où l'on croit toucher au but qu'on s'aperçoit de la difficulté de l'atteindre. Le projet d'établissement que j'avais soumis, en effet, à l'examen d'un Conseil compétent, était approuvé et renvoyé par lui à la commission administrative des hospices. C'était un patronage qui devait , selon toute probabilité , lui attirer les bonnes grâces de l'administration hospitalière.

Mais il n'en fut rien et comme conséquence, je devrais sans aucun doute mettre mon projet de côté et attendre une heure plus propice. En agissant ainsi, je ne répondrais qu'en partie au but que je m'étais proposé. Tout en songeant aux nécessités de l'hygiène publique et aux besoins de l'assistance de ma ville, je pensais aussi que ces mêmes nécessités se retrouvaient ailleurs et qu'enfin l'intérêt local ne pouvait, dans le cas présent, primer l'intérêt général. C'est pourquoi j'ai cru utile de faire connaître comment à mon avis on pouvait heureusement combiner les installations balnéaires destinées à répondre aux exigences de l'hygiène et de l'assistance publique. L'avenir apprendra si l'on peut tirer parti de ces combinaisons.

Mais par l'expérience qu'il m'a été permis de faire, je veux montrer quels obstacles s'élèvent et s'élèveront toujours en semblable occurence et les difficultés qu'on aura à les surmonter avec nos institutions actuelles.

C'est à l'étude de cette question que je veux consacrer la dernière partie de ce travail.

Le premier point à examiner est précisément la situation exacte de l'hygiène et de l'assistance publique. On peut facilement s'en rendre compte en allant au fond des choses et en examinant de près les rouages organiques de l'une et de l'autre.

En débutant j'ai parlé, sans m'y arrêter longuement, de la séparation complète qui existe entre les différents éléments qui composent l'assistance, et j'ai dit que ces éléments disjoints n'avaient aucun lien commun et que cette scission était fâcheuse à bien des points de vue. Nous allons en faire la preuve pour le cas qui nous occupe.

L'assistance publique a, dans notre cité comme ailleurs, ses deux formes légales : l'assistance hospitalière avec une commission administrative des hospices ; l'assistance à domicile ou bureau de bienfaisance avec une commission administrative.

Chacune de ces commissions relève directement du préfet et est absolument souveraine. Elles sont jalouses de leurs droits réciproques et vivent côte à côte parfaitement indifférentes à ce qu'elles font chacune ; je ne parle pas ici, bien entendu, des personnes, je n'ai en vue que l'institution elle-même. Or, tout en poursuivant cependant le même objectif, et devant concourir au même but qui est de secourir la misère sociale et souffrante, elles ne prennent souci que de leurs efforts isolés et de leurs besoins particuliers. S'il m'était permis de tra-duire le fait par une comparaison, je dirais qu'il me semble que la situation de l'assistance publique est en tous points celle d'un char muni de deux coursiers que deux conducteurs différents mènent l'un à droite l'autre à gauche, celui-ci tirant beaucoup, celui-là moins ; l'un allant à diu, l'autre à dia, bref se consumant en grands efforts pour faire peu de chemin, tandis que réunis en la même main et se prêtant secours, attelés en un mot, marchant de concert et unissant leurs efforts, ils gagneraient du terrain et arriveraient plus aisément au but.

Cette situation des Commissions administratives a été appréciée ainsi , du reste, au moment de l'é-laboration de la loi de 1873, mais non pas amélio-rée ; les dispositions légales prises sont encore insuffisantes.

En effet, donner de l'extension aux secours à domicile, c'est diminuer les charges de l'assistance hospitalière et c'est à ce besoin, à ce progrès sérieux de l'assistance que la loi de 1873 a voulu répondre en inscrivant l'article 7 ainsi conçu :

« Les commissions administratives des hospices et hôpitaux pourront, de concert avec les bureaux de bienfaisance, assister à domicile les malades indigents. A cet effet, elles sont autorisées par extension de la loi du 7 août 1851, à disposer des revenus hospitaliers, jusqu'à concurrence du quart, pour les affecter au traitement des malades à domicile et à l'allocation de secours annuels en faveur des vieillards ou infirmes placés dans leurs familles.

» La portion des revenus ainsi employés pourra être portée au tiers avec l'assentiment du Conseil général. »

Mais cet article 7, moins fameux que certain autre, n'en reste pas moins, à peu près partout, lettre morte, par la raison simple que la loi, après avoir reconnu utile le principe de la fusion des commissions administratives, n'a pas été assez avant dans ses prescriptions et qu'elle a laissé à l'initiative des commissions un soin qu'elles ne prendront malheureusement pas. A l'article 7 elles opposent la puissante force de l'inertie et les choses restent en l'état. Voilà le bénéfice de l'indépendance des administrations charitables. M. Martin, dans un récent et important travail publié par la *Revue d'Hygiène*, nous apprend qu'une commission spéciale récemment instituée à cet effet, s'efforce de réglementer cette question de l'extension des secours à domicile, nous verrons comment elle tranchera cette difficulté.

Revenons à la question d'hygiène.

Si nous avons parlé des commissions administratives et de leur situation indépendante, c'est qu'il était nécessaire de les mettre en jeu et de montrer que c'est leur organisation même qui les fait ce qu'elles sont, bien plus que les tendances plus ou moins particulières des personnes qui les composent.

Au point de vue administratif, elles ne relèvent que du préfet. Elles ont bien un quasi tuteur, la commune, qui doit viser leurs délibérations, approuver leurs budgets, et pour ainsi dire régler leurs dépenses.

Mais les lois, très-sages dans leurs prévisions, ont souvent des applications tellement incomplètes qu'en fait, elles sont presque éludées sur bien des points. Une des raisons de ce résultat incontestable, ce sont les questions de personnes qui se glissent malgré tout derrière les questions de fait et qui, en province surtout, prennent une importance considérable.

Là où des Conseils municipaux, invoquant la loi de 1851 et cherchant à intervenir dans des questions sérieuses, viendraient par des avis contraires annuler ou faire annuler des décisions prises par les Commissions administratives, se dresseraient infailliblement des revendications personnelles et des difficultés de toute sorte. Pour éviter les conflits, le rôle des Conseils municipaux est donc presque illusoire dans les questions d'assistance publique, et la loi sage qui a voulu faire intervenir la commune, non dans le détail de l'assistance, mais dans ce qu'elle a d'important et de général, n'a aucun effet utile.

Les Commissions administratives restent donc souveraines et absolument indépendantes. Mais un des côtés les plus fâcheux de cet isolement, c'est le côté hygiénique. Si je voulais m'étendre longuement sur le rôle de l'hygiène dans les questions d'assistance et montrer la part immense qui lui incombe, je dépasserais de beaucoup la limite de ce travail. Mais à l'heure présente, les progrès de l'hygiène et sa vulgarisation sont tels, que sans en mesurer l'étendue, on en comprend aisément l'importance et le besoin.

Or, l'hygiène n'est pas que je sache une science administrative; si elle touche à des objets divers et souvent en apparence fort éloignés, elle n'en demeure pas moins une science véritable qu'il faut bien du temps et de la peine pour acquérir avec quelque solidité.

Les Commissions administratives faites en vue de l'administration financière, n'ont donc pas en France la compétence nécessaire pour résoudre les questions d'hygiène.

« L'assistance publique, dit M. Martin, au point de vue administratif possède, au moins dans les grandes villes, une organisation présentant toutes les garanties de surveillance et de contrôle ; mais ces garanties sont à peu près nulles, il faut bien l'avouer, au point de vue de l'hygiène. »

A Paris, au congrès d'hygiène, à l'occasion d'une question grave d'hygiène hospitalière, la prophylaxie des maladies contagieuses, un honorable médecin Belge, le docteur Feigneaux, disait, à propos du pavillon Tarnier : « Pour la première fois, j'ai constaté ce fait rare, à savoir que l'administration n'a pas craint de consulter un accoucheur, un médecin, et de se soumettre aux exigences que lui avait imposées M. Tarnier. Il faut s'en féliciter, car non-seulement en France, mais partout, la routine administrative tend à placer les intérêts matériels au-dessus des sages et prévoyants conseils de la science. Tâchons de devenir, non pas les maîtres, mais les conseillers intimes des administrations ; elles ont tout à y gagner ; je n'en veux pour preuve que l'œuvre immortelle de M. Tarnier. »

L'hygiène ne saurait donc, on le comprend, entrer pour une part importante dans les préoccupations des Commissions administratives et l'exception prononcée solennellement par le docteur Feigneaux ne fait absolument ici que confirmer la règle.

Et si une Commission d'assistance voulait, en

effet, rompre avec cette routine administrative et
faire entrer en ligne de compte les besoins de
l'hygiène et de la science à côté des intérêts matériels, qu'aurait-elle à faire puisque la loi a absolument écarté de son sein les hommes qui pouvaient
avoir sur ce point la compétence nécessaire ? Ou en
appeler aux Conseils spéciaux à qui incombe la
mission d'étudier ces délicates questions ! Ou en
appeler aux lumières des médecins choisis par
elles.

Mais pour agir ainsi sans perdre quelque prestige
ou quelque autorité, il faudrait que la législation
eut prévu ces rapports d'abord, et ensuite qu'ils
pussent être efficaces et possibles.

Or les Conseils d'hygiène ne jouissent pas d'une
indépendance suffisante pour pouvoir remplir actuellement ce rôle pour lequel ils semblent cependant
si naturellement désignés. Réunis à de rares intervalles, considérés dans le public et quelquefois par
l'administration comme uniquement destinés à
s'occuper des établissements insalubres, on les
oublie volontiers et le rôle secondaire et effacé
qu'on leur fait ainsi jouer, leur enlève l'autorité
qu'ils devraient et pourraient facilement avoir en
agissant autrement.

D'autre part, si le corps médical hospitalier est
apte et prêt sans aucun doute à éclairer les Commissions administratives hospitalières, l'assistance à
domicile est, elle, moins heureuse, car il est encore
bien des bureaux sans organisation médicale et qui ne
sauraient par conséquent demander au corps médical des réunions, des travaux que rien n'autorise à
réclamer de sa bonne volonté ou de sa complaisance.

Ainsi donc, avec les conditions actuelles d'organisation administrative de l'assistance, les mêmes
difficultés existeront toujours et si l'on veut bien
songer que ces difficultés augmentent encore avec
les hommes eux-mêmes, on voit que pour gagner
du terrain dans les questions d'assistance, l'hygiène

a, devant elle, à l'heure présente, des obstacles presque insurmontables.

Et cependant la science marche toujours et heureusement n'attend pas que les petits conflits humains se soient apaisés ou éteints.

Depuis déjà longtemps, les bains en matière d'assistance publique sont jugés et le bain hygiénique réclame sa place : il l'a déjà dans bien des endroits, il arrivera partout.

La désinfection des linges, vêtements, commence déjà à s'imposer ; elle intéresse toute l'assistance, et il y faudra bientôt donner partout satisfaction.

La prophylaxie des maladies contagieuses, l'isolement ont une importance capitale encore pour l'assistance tout entière, hospitalière et à domicile, partout on y travaille. Faut-il encore citer les réformes réclamées dans les établissements eux-mêmes dans les constructions, les progrès réalisés par le système Tollet, etc.....; c'est en ce moment inutile. Mais tout montre que l'hygiène veut une place dans l'assistance, tant elle y rend des services et tant elle en peut rendre encore.

Or, cette place, elle l'aura évidemment, non pas si à l'aide des bonnes volontés exceptionnelles on réalise par ici ou par là quelques utiles améliorations, mais si on envisage l'assistance sous son véritable jour, et si on remanie la médecine publique.

M. Martin, après bien d'autres, a repris dernièrement cette question, et l'a présentée avec ensemble ; il a montré qu'une direction unique et une utile fusion de tout ce qui touche à l'assistance publique, à l'hygiène, etc., est le moyen nécessaire de remédier à l'état fâcheux dans lequel nous sommes et où s'épuisent, sans résultats, les efforts les plus considérables. M. Martin a eu parfaitement raison, je ne viens qu'ajouter un exemple pour confirmer ce qu'il a avancé.

Chirurgien des hospices et très franchement occupé de tout ce qui peut améliorer les institutions de ma ville natale, j'ai vu dans les donations faites pour des bains, l'occasion d'une création utile à toute la classe indigente. Les ressources que je savais pouvoir être à la rigueur disponibles, si chacun y apportait le même esprit ou la même ardeur, étaient à mon sens suffisantes.

Un rochelais généreux avait à sa mort, parmi les legs faits à la ville, donné, sans désignation spéciale, 10,000 francs aux hospices et 10,000 francs au bureau de bienfaisance. Une donation uniquement destinée à l'amélioration des bains, venait peu après fournir un appoint considérable, 26,000 francs. Aucune situation n'était plus propice pour faire une création définitive, utile et devenant un véritable bienfait pour toute la population indigente et malheureuse.

J'ai cherché alors comment on pourrait répondre à la question qui se présentait si naturellement à l'esprit, faire le plus économiquement possible, mais avec toutes les améliorations réclamées par la science et l'hygiène, un établissement pouvant servir à toute la classe indigente et à la création duquel pourrait concourir, par conséquent, l'assistance entière, hospitalière et à domicile.

C'est à cette question que j'ai répondu et elle me paraît, en vérité, mériter une solution. Si les intérêts matériels ne sont pas les seuls à préoccuper les commissions administratives, de telles questions ne demeurent pas évidemment sans examen, et si, étudiées à fond et pour les résoudre pratiquement, entre les ressources de l'assistance publique et les dépenses nécessaires, il ne reste plus qu'un écart minime, c'est à la commune à intervenir et à achever l'œuvre étudiée et poursuivie par l'assistance publique. Dans notre cité, j'en suis convaincu, on pouvait facilement compter sur ce concours.

Dès lors, en présence de cet exemple frappant, on se demande évidemment comment tant de bonnes volontés n'arrivent pas à réaliser une œuvre utile et somme toute facile.

La raison en est que l'isolement dans lequel chacun veut rester paralyse tous les efforts. Le Conseil d'hygiène est considéré comme un indiscret peut-être, le bureau de bienfaisance, comme en dehors de la question, la Commission hospitalière comme trop pauvre, la commune attend qu'on lui fasse appel; bref, la question ne fait pas un pas.

C'est aux institutions elles-mêmes que je fais remonter la faute de pareilles situations, situations qui se reproduiront pour tous les faits analogues, réclamant le concours de tous. Et c'est sur elles que j'appelle l'attention des administrateurs et des législateurs.

Réorganiser la médecine publique et l'assistance et les placer sous une direction unique, tel est le vœu que nous exprimons depuis déjà longtemps, mais qui doit parvenir bientôt à sa réalisation, quand nous aurons accumulé les preuves à l'appui de notre incessante demande et de notre légitime réclamation.

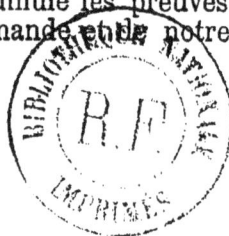

Typ. Vᵉ Mareschal & Martin.

Etage

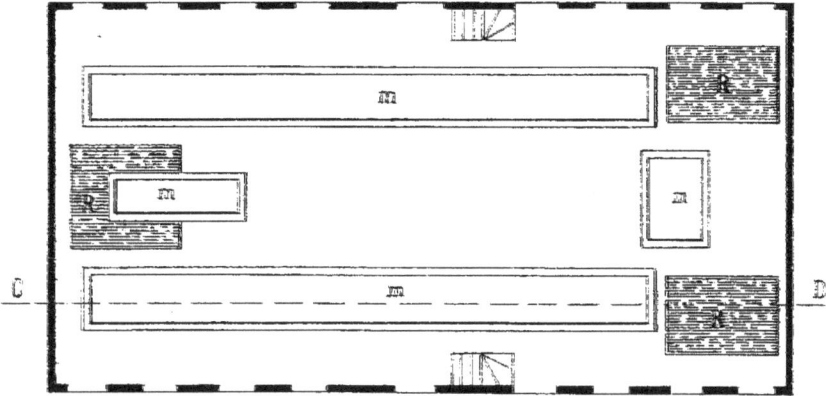

Rez-de-Chaussée

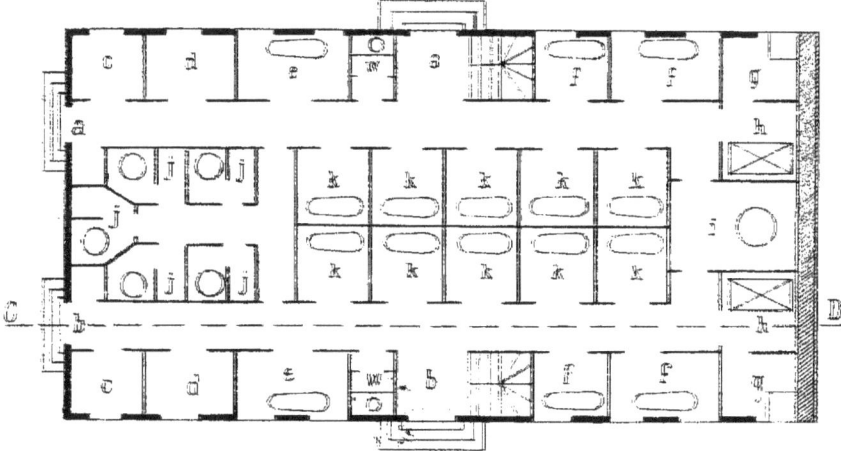

Sous-Sol

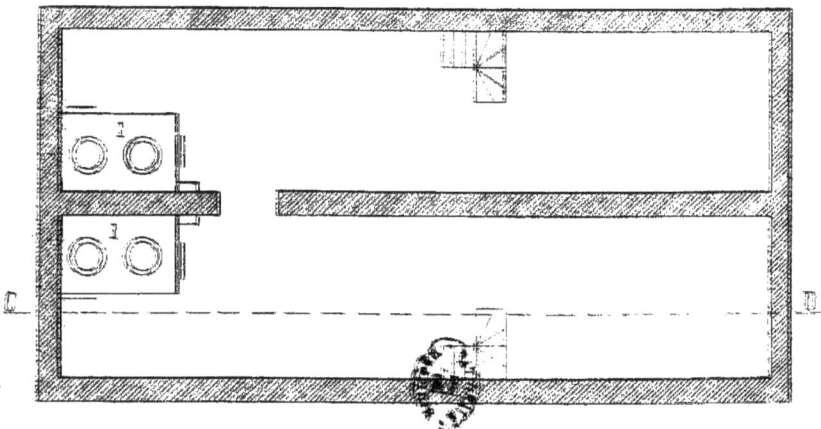

Elévation

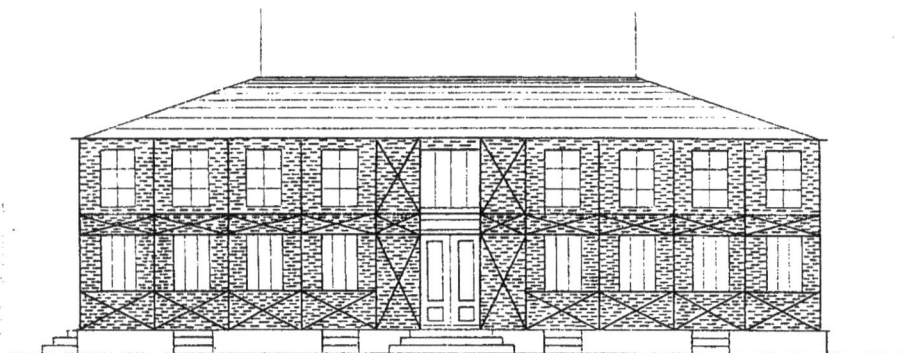

Coupe suivant CD

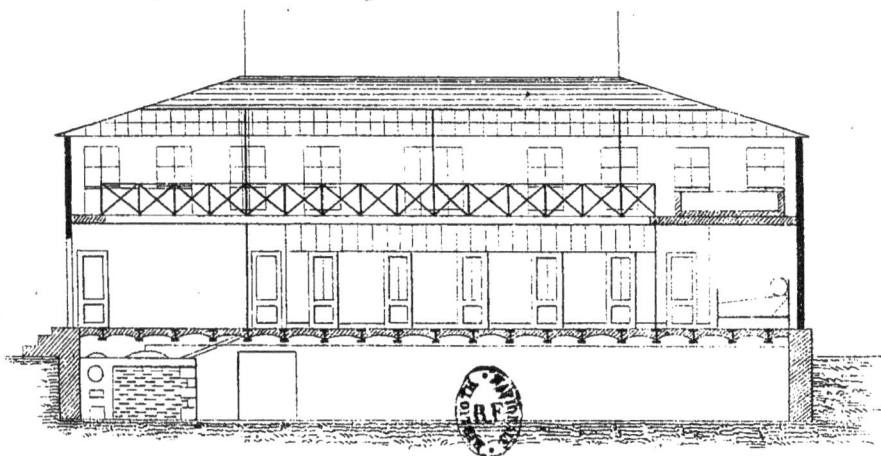

Légende

a	Entrées des Femmes.	i	Hydrothérapie.
b	do des Hommes.	j	Bains douches.
c	Surveillants.	k	Bains ordinaires.
d	Lingeries.	l	Chaudières.
e	Bains des Pensionnaires.	m	Vides au dessus des couloirs
f	Bains médicamenteux.		pour l'Éclairage.
g	Bains de vapeur.	R	Réservoirs d'eau.
h	Chambres de Repos.	W	Water-Closets

Echelle 0·005 pr un mètre.

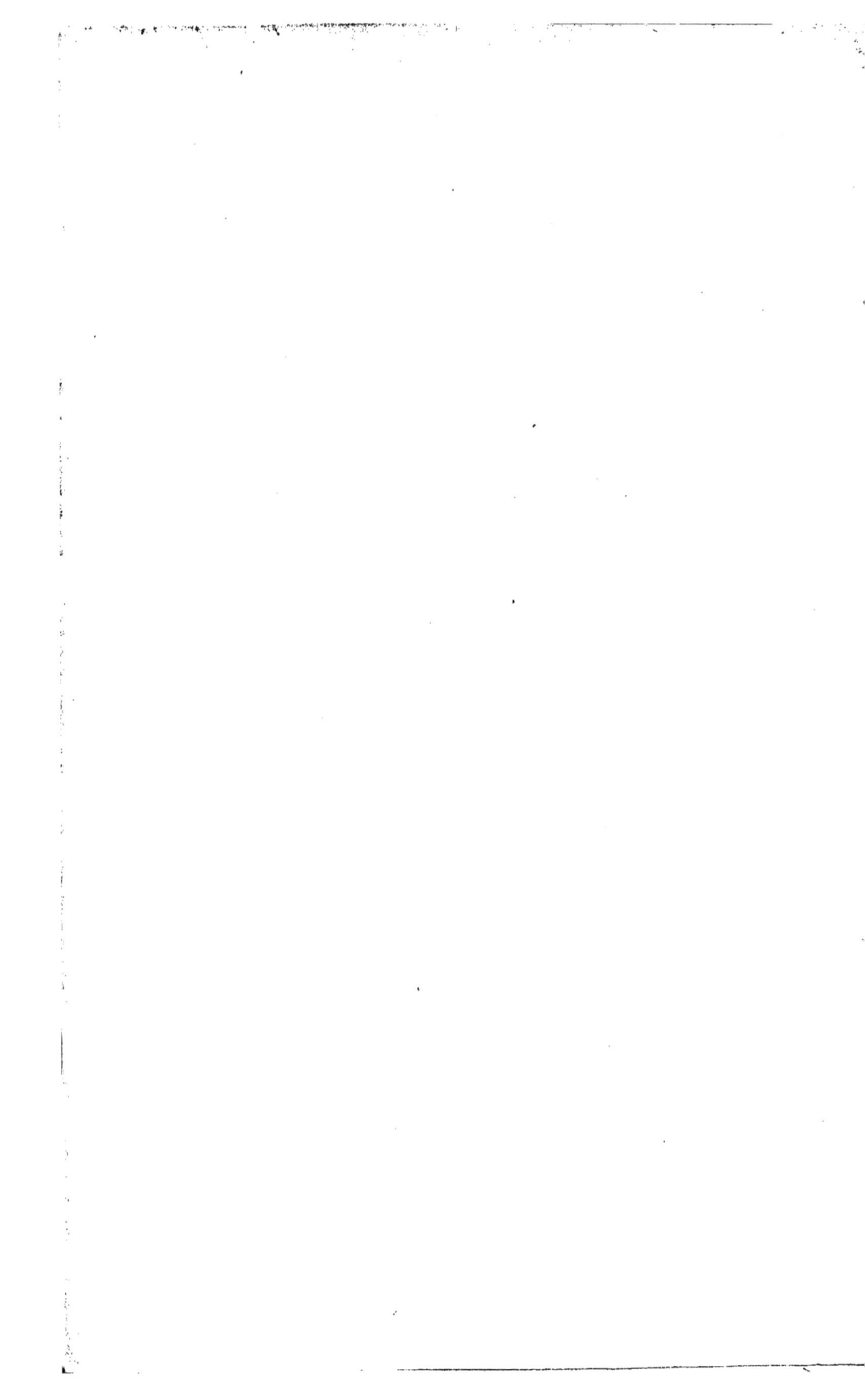

www.ingramcontent.com/pod-product-compliance
Lightning Source LLC
Chambersburg PA
CBHW071416200326
41520CB00014B/3469